ROYAT

DANS L'ARTHRITISME ET LES DIVERSES MALADIES

DUES A UN

RALENTISSEMENT DE LA NUTRITION

Communication faite au Congrès hydrologique de Biarritz

SUIVIE DE QUELQUES

OBSERVATIONS DE DIABÈTE ET D'ALBUMINURIE

LUES A LA SOCIÉTÉ D'HYDROLOGIE

PAR

LE Dr BOUCOMONT

INSPECTEUR DES EAUX DE ROYAT,

Membre titulaire de la Société d'Hydrologie
et de la Société de Thérapeutique de Paris,
Membre associé de la Société Médico-pratique,
Correspondant de l'Académie de Clermont
et Président de la Société médicale du IXe arrondissement (Opéra).

PARIS

ADRIEN DELAHAYE ET ÉMILE LECROSNIER

LIBRAIRES-ÉDITEURS

PLACE DE L'ÉCOLE DE MÉDECINE, 23

1887

ROYAT

DANS L'ARTHRITISME ET LES DIVERSES MALADIES

DUES A UN

RALENTISSEMENT DE LA NUTRITION

Communication faite au Congrès hydrologique de Biarritz

SUIVIE DE QUELQUES

OBSERVATIONS DE DIABÈTE ET D'ALBUMINURIE

LUES A LA SOCIÉTÉ D'HYDROLOGIE

PAR

LE D' BOUCOMONT

INSPECTEUR DES EAUX DE ROYAT,

Membre titulaire de la Société d'Hydrologie
et de la Société de Thérapeutique de Paris,
Membre associé de la Société Médico-pratique,
Correspondant de l'Académie de Clermont,
et président de la Société médicale du IXe arrondissement (Opéra).

PARIS

ADRIEN DELAHAYE ET ÉMILE LECROSNIER

LIBRAIRES-ÉDITEURS

PLACE DE L'ÉCOLE DE MÉDECINE, 23

—

1887

ROYAT

DANS L'ARTHRITISME ET LES DIVERSES MALADIES

DUES A UN RALENTISSEMENT DE LA NUTRITION.

Communication faite au Congrès hydrologique de Biarritz.

PAR LE Dr BOUCOMONT,

Médecin inspecteur des eaux de Royat.

A peine rénovée par Bazin, la diathèse arthritique s'est trouvée vigoureusement attaquée par l'école organicienne ; elle a heureusement rencontré dans Trousseau, Guéneau de Mussy, Cazalis, Pidoux et autres, de puissants défenseurs. Cependant entre ses adeptes d'une part et ses adversaires de l'autre, il est resté un si grand nombre d'indifférents qu'on pouvait craindre, à la mort du chef d'école de Saint-Louis, qu'elle ne rentrât peu à peu dans l'oubli, comme le font souvent les meilleures choses ; le contraire a eu lieu.

On ne saurait en effet méconnaître aujourd'hui, comme le dit le savant clinicien de Saint-Louis, le Dr E. Besnier, qu'il s'est établi dans l'opinion et dans la pratique médicale un grand mouvement en faveur des idées défendues avec tant de talent par Pidoux et Bazin. Le nom d'arthritisme déplaît, on le change, mais la théorie de cette diathèse est si séduisante qu'en l'étudiant il est difficile de n'en pas devenir le défenseur, et de ne pas chercher à la faire accepter du public en la présentant sous une forme nouvelle ou sous un nom différent.

C'est ainsi que notre distingué collègue de Vichy, le Dr Sénac, profitant des nombreux arthritiques qui viennent chaque année demander aux eaux alcalines un soulagement, s'est plu à étudier chez eux son mode d'envahissement des tissus et des organes. Frappé de la tendance congestive que cette diathèse imprime aux sujets qu'elle atteint et de la forme hypérémique qu'elle revêt dans ses localisations diverses, il en a fait le sujet de deux intéressants mémoires (1). où, s'appuyant sur plus de vingt-cinq années d'observation et d'étude, il a cru pouvoir changer son nom d'arthritique en celui de diathèse congestive qui rapelle immédiatement le caractère dominant de la maladie et des lésions qu'elle engendre. Nul n'avait plus le droit de le faire, nul ne pouvait démontrer avec plus d'autorité et de faits combien ce titre de DIATHÈSE CONGESTIVE répond fidèlement au tempérament de l'arthritique et aux accidents qui lui surviennent.

Le professeur Bouchard à son tour, après avoir indiqué les lois physiologiques qui président aux diverses transformations subies par les substances alimentaires, quand elles sont déviées de leur voie par un ralentissement de la nutrition, nous a signalé l'origine la plus probable des différentes diathèses. Il a tracé alors de main de maître le tableau des altérations que subit l'arthritique, et les dangers qu'il

---

(1) *De la diathèse congestive*, par le Dr Sénac, de Vichy.

court de devenir un jour, gravelleux, diabétique ou goutteux.

Il est difficile de ne pas être séduit par cette intéressante étude des maladies dues à un ralentissement de la nutrition, elle entraîne la conviction du lecteur tant par la clarté de la méthode, l'abondance des recherches, que par l'autorité scientifique de son auteur.

Le service rendu par Bazin, le rénovateur de l'arthritisme, à la thérapeutique aveugle, et le plus souvent empirique des affections cutanées, avait trop frappé les praticiens pour laisser oublier ses leçons et péricliter sa méthode ; aussi continuent-elles à faire chaque jour de nouveaux prosélytes.

Plus de 500 observations, recueillies à Royat, attestent le succès de ces eaux dans l'Acnée, l'Herpès, le Pityriasis, l'Eczéma et autres affections de la peau de nature arthritique, qu'avait exaspérés le traitement sulfureux, et qu'a modifiés promptement le traitement alcalin.

C'est l'enveloppe cutanée qui fournit, en effet, les preuves les plus évidentes de ce processus congestif décrit par le Dr Sénac, comme l'élément caractéristique de la séméiologie de l'arthritisme. Aussi est-ce avec prudence qu'il faut aborder le traitement local des eczémateux ; il est bon de le faire précéder de huit à dix jours d'un traitement général alcalin qui permet d'agir alors sur les points malades et de terminer la cure, sans éveiller des poussées thermales qui l'entravent pour longtemps. Les eaux de Royat préconisées par Bazin ont pleinement répondu à toutes ses espérances et lui ont permis d'assurer aux malades qu'il y envoyait, sinon la guérison, au moins une amélioration de longue durée.

Encore plus que la peau, les muqueuses de l'arthritique ont une tendance fatale à l'irritation ; on les voit se congestionner pour la moindre cause ; les eaux et les émanations sulfureuses les plus efficaces pour les herpétiques et les scrofuleux, les irritent et les exaspèrent. Aussi, la grande classe des bronchitiques se divise-t-elle, chaque année, en deux camps : l'un qui vient demander aux eaux alcalines d'Auvergne, l'autre aux eaux sulfureuses des Pyrénées, la guérison de leurs rhumes et de leurs catarrhes.

Bien avant Bazin, Michel Bertrand, au Mont-Dore, avait ouvert ses portes aux arthritiques. Ces malades, qu'irrite le soufre et que congestionne le moindre froid, allaient à grands frais au fond de ces montagnes chercher pour leurs bronches des eaux et des vapeurs sédatives ; ils en rapportaient quelquefois la guérison et toujours une amélioration notable.

Le succès croissant du Mont-Dore détermina la station naissante de Royat à entrer dans la même voie thérapeutique. Ses eaux plus arsenicales, ses bains plus calmants que ceux de sa puissante voisine, lui donnaient en effet le droit d'espérer d'aussi beaux résultats. Les sujets nerveux, pléthoriques, ayant de ces tendances congestives qui leur font redouter les hautes altitudes comme les hautes températures, formèrent sa première clientèle.

Près de ceux-ci vinrent se ranger ensuite tous ceux qui, par faiblesse, avaient à redouter le traitement dépressif de Michel Bertrand, ou les refroidissements brusques que l'on rencontre dans ces hautes montagnes.

Le succès de nos salles d'aspiration dépassa toutes

nos espérances ; renouvelées toutes les heures et maintenues à une température de 25°, elles furent tolérées par les plus faibles. Ces précautions et la douceur de notre climat nous permirent de passer plusieurs années sans rencontrer une seule hémoptysie ; et on sait cependant combien l'arthritique, avec sa tendance congestive, est prédisposé à ces accidents ?

Les affections des voies respiratoires spécialement tributaires de Royat comprennent :

1° Les différentes bronchites à répétition depuis la phthisie commençante jusqu'à l'asthme humide, dès qu'elles atteignent des sujets arthritiques c'est-à-dire nerveux, excitables, prompts à se congestionner ;

2° Les diverses altérations de la gorge chez ces mêmes sujets, depuis la laryngite catarrhale chronique congestive, jusqu'à l'angine granuleuse, beaucoup plus fréquente et plus curable chez les arthritiques que chez les herpétiques comme nous l'avons démontré (1).

Les baigneurs atteints d'altérations des voies respiratoires forment le tiers de la clientèle de Royat ; ils viennent demander à ses eaux et à ses vapeurs sédatives le soulagement de leur gorge et de leurs bronches qui ont été irritées, comme ils le disent, par tous les traitements ; et ces malades si nerveux, si excitables, sont ceux qui donnent ici le plus de satisfaction à leurs médecins. Sans poussées, sans crises, sans congestion, ils arrivent en effet, sinon à se guérir, du moins à amender si notablement leur état,

____

(1) *De l'angine granuleuse arthritique, ses caractères et son traitement,* par le Dr Boucomont, de Royat 1886.

qu'ils nous reviennent l'année suivante afin de braver de nouveau l'hiver suivant l'influence du froid et de la fatigue.

Mais si c'est par les altérations de la peau et des muqueuses respiratoires que Royat a établi d'abord sa supériorité dans le traitement de l'arthritisme, nous avons vu, grâce à la découverte de la Lithine dans nos eaux en 1875, le champ de nos observations s'agrandir et les Goutteux venir boire à nos sources. Ce n'est certes qu'en tremblant d'abord que nous avons soumis ces malades au traitement balnéaire, mais nous nous sommes enhardis, quand nous avons vu nos eaux relever leurs forces, sans les exciter, et nos bains eux-mêmes être parfaitement supportés.

Quoique toniques, les eaux de Royat sont en effet assez alcalines pour ne pas être congestives ; la présence de la soude, de la potasse et de la lithine, qui représente 3 gr. 50 de leur minéralisation, leur assure, sinon une action immédiate sur les tophus, au moins un effet neutralisant sur les acides qui encombrent l'économie du goutteux. Aujourd'hui l'Angleterre et l'Amérique nous fournissent de nombreux sujets, et l'amélioration qu'ils acquièrent dès la première saison, entraîne leur retour pour la seconde. Les sujets pléthoriques, les goutteux florides, continueront avec raison de s'adresser à Vichy, dont les eaux alcalines fortes modéreront l'élément congestif de leur diathèse et neutraliseront les acides qu'elle engendre. Mais les goutteux asthéniques, ceux qui seront menacés de cette anémie particulière qu'on nomme cachexie, se trouveront toujours mieux des eaux alcalines mixtes de Royat; ses bains à eau vive, en réveillant chez eux les fonctions de la peau, modifiront leur diathèse sans les affaiblir.

De la Goutte au Diabète il n'y a qu'un pas, et nous sommes cependant restés longtemps sans le faire ! Il n'y a que quelques années que, grâce probablement au travail de notre distingué collègue le Dr Danjoy, et aux leçons du professeur Bouchard, nous avons vu quelques diabétiques avoir recours aux principes alcalins et arsénieux de nos eaux : j'ai eu l'occasion d'en soigner six l'année dernière et neuf ou dix cette saison. Les observations que nous vous soumettons montrent que presque tous ont vu, en une dizaine de jours de traitement, le chiffre de leur sucre baisser de moitié sans que pour cela celui de leur urée ait notablement augmenté. La plupart de ces malades n'ont pas été soumis à un régime alimentaire sévère et tous ont accusé promptement le relèvement de leurs forces. Au bout de vingt et un ou ving-trois jours les uns sont partis avec un tiers, les autres avec un cinquième de la glycose constatée à leur arrivée ; deux n'avaient plus que 3 grammes de sucre, et un confrère de Marseille n'en présentait plus de traces.

Ce n'est cependant pas aux principes alcalins de nos eaux, à la lithine, à l'arsenic qu'elles renferment à assez hautes doses que nous attribuons la plus grande part dans ces succès, mais bien à ces bains animés, gazeux, qui stimulent les nerfs péri-phériques, réveillent et activent la circulation cutanée et favorisent ainsi les combustions. Les diabétiques n'ont pas ici comme à Vichy besoin de l'analyse pour apprécier l'amélioration acquise, ils la sentent. L'état général est meilleur, la soif moins vive, les forces et la gaieté reviennent ; ils se promènent avec plaisir, font bientôt des courses sans fatigue, et trouvent dans cet entraînement de la promenade, dans cette atmosphère oxygénée qui les environne, dans cette excitation de chaque jour, le traitement le plus rationel du diabète, et l'adjuvant le plus puissant de la minéralisation alcaline (*Voir nos observations*).

Les eaux de Royat moins alcalines que celles de Vichy combattront moins efficacement qu'elles l'engorgement du foie ou l'acidité de l'estomac dans le pyrosis, mais elles modifieront plus heureusement les fonctions digestives d'un malade anémié ou cachectique. Elles sont, en effet, toniques en même temps qu'*eupeptiques*, car dans leur composition entre cette dose de principes alcalins que Cl. Bernard et Rabuteau ont démontré être la plus propre à la production du suc gastrique, et qui loin d'altérer le sang le rend plus riche en globules et plus plastique.

Il nous serait difficile de faire la part des agents qui, dans leur minéralisation, concourent aux actes si complexes de la nutrition ; mais l'expérience et une trop longue expérience est là pour nous démontrer que ce n'est jamais en vain que se sont adressé à elles les estomacs les plus fatigués, les plus capricieux et les plus intolérants, car nous avons journellement raison des dyspepsies les plus rebelles. Aussi dès les premiers jours ont-elles une action manifeste dans toutes ces affections que le professeur Bouchard attribue à un ralentissement de la nutrition.

Le traitement de Royat s'adresse donc, comme nous l'avons dit, à toutes les diathèses qui ont pour origine une altération profonde de l'assimilation (Anémie, Diabète, Goutte, Arthritisme), ses eaux alcalines et ses bains animés, en modifiant les sécrétions organiques en excitant la circulation cutanée activent les combustions pulmonaires, régularisent les fonctions digestives et relèvent les forces.

QUELQUES

OBSERVATIONS DE DIABÈTE ET DÉ GLYCOSURIE

COMMUNIQUÉES A LA SOCIÉTÉ D'HYDROLOGIE DE PARIS
dans la séance de mars 1887.

La communication faite dernièrement à la Société par M. le Dr Martineau (1) et les résultats merveilleux que lui a donnés l'eau gazeuse lithinée arséniale dans le traitement de ses soixante-dix diabétiques m'ont porté à venir vous présenter quinze observations prises à Royat dans ces deux dernières années.

Comme les eaux de Royat sont celles qui, par leur composition, se rapprochent le plus de la solution employée par l'auteur, nous espérons payer ainsi notre tribut à cette nouvelle thérapeutique d'une affection qui en a usé déjà tant d'autres.

Nous ne devons pas cependant vous dissimuler

---

(1) M. le Dr Martineau est venu annoncer à la Société qu'il avait obtenu soixante-sept guérisons sur soixante-dix diabétiques soumis au traitement suivant :

Placer dans le globe supérieur d'un appareil à eau de Seltz (système Briet) d'une capacité d'un litre environ, 20 centigrammes de lithine et 1/2 centigramme d'arséniate de soude et faire boire au déjeuner et au dîner un verre environ de cette eau mélangée avec le vin, de manière à ce que l'appareil puisse suffire à trois ou quatre repas.

Aucun traitement particulier n'est suivi, le régime lui-même n'est pas modifié ou ne comporte qu'une certaine réserve sur les féculents et le sucre. L'eau lithinée arsénicale est donc le seul agent curatif.

que ces observations faisaient suite au Mémoire que
nous avons présenté au Congrès de Biarritz sur
l'Arthritisme et les maladies qui dépendent d'un ralentissement de la nutrition ; mais comme le peu de
temps accordé à chaque communication ne nous avait
pas permis de les lire, je prends la liberté de vous les
présenter aujourd'hui, telles qu'elles étaient alors, afin
de vous montrer qu'elles n'ont pas été influencées
par la belle découverte de notre savant collègue.

OBSERVATIONS (1)

M. le D' P., de Marseille, sujet ayant eu de nombreuses
manifestations arthritiques entre autres un eczéma sec nummu-
laire, occupant encore les aines et le scrotum et un rhumatisme
à forme erratique provoquant parfois dans les membres des
douleurs fulgurantes comme celles de l'ataxie.

C'est un homme de 60 ans, usé, affaissé, marchant péniblement ; il avait d'abord attribué à l'influence rhumatismale cette
faiblesse musculaire croissante, mais une sécheresse habituelle
de la bouche, une soif constante le mirent sur la trace du diabète et, vu son état de fatigue, il préféra aller à Royat qu'à Vichy.

4 août. 1re analyse : densité 1.025, sucre 30 grammes, quantité
d'urine en vingt-quatre heures, 2.250, soit 75 grammes de sucre
par jour.

Bains à eau courante, douche locale dans le bain, Eugénie et
Saint-Victor en boisson à la source et aux repas, peu de sévé-
rité dans le régime ; au quatrième jour : amélioration déjà
marquée, moins de sécheresse dans la bouche, moins de lassi-
tude dans les membres.

---

(1) Les urines de ces malades ont été examinées tous les huit
jours ; le sucre a été dosé chaque fois avec le plus grand soin soit
avec la liqueur de Feeling, soit avec le polarimètre ; si la recherche
de l'urée a été négligée, c'est que nous avons constaté que le traitement de Royat avait une très faible influence sur cette sécrétion,
et que nous n'avons pas rencontré de polyurie marquée ; il n'y a
donc que la quantité d'urine émise en vingt-quatre heures qui n'a
pu être déterminée aux eaux avec la précision que l'on obtient
à la chambre ou à l'hôpital ; nous l'avons apprécié au mieux.

12 *août*. 2e analyse : densité 1.020, sucre 16 grammes, quantité d'urine 1.020 grammes, soit 25 grammes de sucre par jour.

Amélioration notable ; les douleurs musculaires ont complètement disparu, la marche est beaucoup plus facile, le sommeil est bon, la soif est nulle ; le malade se sent beaucoup plus fort.

22 *août*. 3e analyse : densité 1018, sucre 0 grammes.

Chez ce confrère, comme chez la plupart des diabétiques affaiblis, le premier effet du traitement a été le relèvement des forces, la diminution de la soif et l'amélioration de la nutrition. Venu à Royat avec 75 grammes de sucre, on n'en trouve plus que 25 grammes au dixième jour et plus de trace au vingtième.

Les diverses manifestations arthritiques se trouvent également amendées, l'eczéma s'efface peu à peu, les douleurs rhumatismales cessent, les forces musculaires se relèvent et le malade nous quitte très satisfait.

Nous avons reçu, il y a quelques jours, des nouvelles de ce malade. Le sucre n'a pas reparu dans le courant de l'année, mais les forces acquises à Royat ont diminué, le rhumatisme s'est fait encore légèrement sentir cet hiver, et il compte sur une nouvelle saison pour se retremper et effacer les dernières manifestations de sa diathèse arthritique.

M. l'abbé Ch. attaché à une des paroisses catholiques de Londres, est un diabétique de vieille date qui fréquente habituellement Vichy. Des troubles plus accusés de la digestion et un état catarrhal des bronches le conduisent à Royat ; il espère que ces eaux modifieront, mieux que celles de Vichy, la paresse de son estomac et la susceptibilité de ses muqueuses.

C'est un prêtre de 65 ans, originaire de l'Ardèche, qui, entraîné par son zèle apostolique, a été diriger une des paroisses les plus pauvres de Londres. Son séjour dans ce pays froid et humide n'a pas été probablement étranger à l'apparition du diabète, car les rigueurs de l'hiver rendent si pénible l'exercice de son ministère, qu'il est forcé de venir, chaque année, retremper ses forces dans les eaux minérales de son pays natal.

A Vichy, l'année précédente, il était arrivé avec 37 grammes de sucre et reparti avec 10 soit environ 20 grammes de sucre, car il n'avait pas tenu compte de la quantité d'urine émise en vingt-quatre heures.

Cure médiocre, dont il ne tarda pas cependant à apprécier la valeur : se rendant en effet de Vichy à Annonay, il tomba si malheureusement qu'il se luxa une vertèbre cervicale ; cette chute le laissa cinq mois paralysé; mais ni les ecchymoses, ni les troubles occasionnés par cet accident n'empruntèrent au diabète le caractère de gravité qu'on aurait pu redouter avant le traitement alcalin.

A son arrivée, nous trouvons ce pauvre prêtre encore tout brisé; rien n'a pu le remettre de sa chute; ses articulations sont raides, et ses jambes si faibles qu'il a de la peine à se traîner de l'établissement à l'hôtel le plus voisin. Soif exagérée, appétit mauvais, et nutrition insuffisante.

12 *juin*. 1re analyse : densité 1.030, sucre 24, quantité d'urine 2.500 grammes, environ, soit 60 grammes de sucre par jour.

Bains à eau courante; Douche générale dans le bain, Saint-Victor matin et soir, Saint-Mart en mangeant. Au bout de quelques jours la soif est moins vive, la faiblesse moins grande, la marche plus facile.

22 *juin*. 2e analyse : densité 1.021, sucre 6, quantité d'urine 1.800 grammes, soit 11 grammes de sucre par jour.

L'appétit revient, les digestions d'abord lentes se font mieux, la soif est presque nulle et la sécheresse de la bouche ne reparaît qu'après l'usage des alcooliques ou des acides. Il commence à prendre un peu d'exercice sans fatigue et les petites promenades lui deviennent d'autant plus faciles que l'état catarrhal de ses bronches, qui l'essoufflait, s'est rapidement amendé, sous l'influence des vapeurs de nos salles d'aspirations.

30 *juin*. 3e analyse : sucre 2 grammes, quantité d'urine 1.000 grammes, soit 2 grammes à 2,25 de sucre en vingt-quatre heures.

Dès le cinquième jour du traitement, ce malade avait constaté dans son état un mieux si remarquable qu'il acceptait de faire avec quelques-uns de ses confrères des excursions aux environs de Royat, et quand il repartit pour sa paroisse, au vingt et unième jour, il se trouvait dans un état de santé et de force qui étonnait tous ceux qui l'avaient vu à son arrivée.]

Mme G., de Paris, 57 ans, sujet essentiellement arthritique, ayant été neuf ans à Vichy pour combattre une lithiase biliaire abondante et des coliques hépatiques. Rhumatisme à forme erratique ayant intéressé plus ou moins toutes les articulations, tendance à l'obésité. Première atteinte de diabète, il y a six ans, ayant donné 80 grammes de sucre par litre; amélioration par un régime sévère; suspension de l'hyperglycémie pendant l'évolution des calculs; retour du sucre depuis un an.

Affaiblissement général léger, mais sécheresse de la bouche et soif exagérée.

1er *août.* 1re analyse : densité 1.028, sucre 54, quantité d'urine, 3 litres environ, soit 162 grammes de sucre par jour.

Bains à eau courante, Eugénie et Saint-Victor en boisson, promenade et vie au grand air.

10 *août.* 2e analyse : densité 1.024, sucre 22, quantité d'urine 2.300 grammes, soit 51 grammes de sucre par jour.

22 *août.* 3e analyse : densité 1.018, sucre 15, quantité d'urine 1.200 grammes, soit 18 grammes de sucre en vingt-quatre heures.

La soif a considérablement diminué ; la malade a repris toutes ses forces ; les douleurs rhumatismales ont disparu ; Madame G. est pleine d'entrain ; du reste, avec 162 grammes de sucre elle était moins affaissée moralement et physiquement que d'autres avec 30 grammes.

Chez les arthritiques en effet la glycosurie n'est souvent qu'une forme passagère de leur diathèse et son apparition peut être considérée comme un accident de transition. Le traitement anti-arthritique de Royat réussit beaucoup mieux sur ces sujets que le traitement fortement alcalin, car il s'adresse directement à la cause, tout en combattant ses effets. Ces glycosuriques sont ordinairement guéris après une seule cure ; mais il est nécessaire qu'ils viennent se retremper plusieurs années dans nos eaux, pour prévenir les surprises d'une diathèse dont les manifestations nombreuses varient suivant l'âge et les diverses circonstances de la vie.

Mme B., de Paris, 60 ans, femme arthritique, rhumatisante, sujette à des hémorrhoïdes abondantes, souffrant de névralgies et de douleurs rhumatismales ; ayant eu plusieurs poussées eczémateuses de longue durée. Une première analyse faite il y a douze ou quinze mois, à la suite d'un affaiblissement général très marqué, indiqua 115 grammes de sucre par litre, qui sur, 2.100 grammes d'urine, donnait 363 grammes de sucre par jour.

Un régime sévère a diminué cet hyperglycémie, mais n'a pu effacer les troubles généraux qu'elle avait entraînés ; il y a plus de deux ans que cette malade ne peut marcher ; le sommeil lui-même lui fait défaut, elle repose à peine une nuit sur trois ; elle est triste, morose, fuit le monde et la distraction et cause à peine avec la sœur qui l'accompagne.

Contrairement aux autres diabétiques son appétit est presque nul, elle digère péniblement et ne demande qu'à boire ; les muqueuses buccales en effet rouges et sèches expliquent cette soif constante.

2 *août*. 1re analyse : densité, 1.032, sucre 48, quantité d'urine 2.100 grammes soit 100 grammes de sucre par vingt-quatre heures.

Depuis plusieurs années, Madame B. n'a pu supporter aucun bain, mais ses appréhensions ne nous arrêtent pas et nous lui prescrivons une balnéation à eau très vive et la vie au grand air.

Dès le cinquième jour, l'amélioration se fait sentir : non seulement Madame supporte les bains, mais elle remarque qu'au lieu de s'y affaiblir elle y puise une tonicité remarquable, elle mange mieux et fait chaque jour une promenade en voiture.

14 *août*, 2e analyse : Densité 1.022, sucre, 14 quantité d'urine 1.600 grammes soit 22 grammes de sucre en vingt-quatre heures.

La soif diminue, disparaît même, le sommeil revient, l'appétit est parfait, Madame commence à se promener sans trop de fatigue, elle vit toute la journée en plein air.

Au 16e jour du traitement, la sœur vient m'avertir que non-seulement Madame réclame tous les jours sa promenade du matin, mais qu'elle va à la musique du parc dans l'après-midi, et qu'elle a même passé deux soirées au théâtre du Casino qu'elle a trouvées fort agréables.

25 *août*. 3e analyse : Densité, 1.020, sucre, 11 grammes, quantité d'urine, 1.400 grammes, soit 15 grammes de sucre en vingt-quatre heures.

La sœur qui vit depuis longtemps avec cette malade ne peut revenir des modifications apportées par le traitement à son état moral et physique, et attribue à la minéralisation de nos eaux une amélioration dans laquelle l'air vif, l'exercice quotidien et le bain animé de Royat ont certainement la plus grande part.

Nous avons revu, il y a quatre jours, le confrère qui nous a adressé cette malade et il nous a appris que l'amelioration acquise s'était maintenue toute l'année tant au physique qu'au moral. Madame avait reçu cet hiver et avait été plusieurs fois au théâtre qu'elle avait abandonné depuis longtemps. Une analyse de la veille n'avait donné, comme les précédentes, que 5 grammes de sucre.

M. B... de Paris, 50 ans, appartenant à une grande administration, vit dans les bureaux depuis dix ans : sujet affaibli, ne présentant aucune manifestation arthritique, traité depuis deux ans pour le diabète. L'insuffisance du régime alcalin a été démontrée l'année précédente à Vichy, où les bains, tout en diminuant la quantité du sucre, ont encore diminué ses forces. L'analyse seule, après la saison, avait pu justifier l'amélioration acquise. Éruption furonculeuse cet hiver sans accidents concomitants. Sécheresse de la peau ; villosités exagérées de la langue.

Ce malade arrive le 8 août pâle, fatigué, marchant avec peine. Il est privé, depuis plus de deux ans, de ses forces génésiques, il redoute tout exercice, évite les promenades où il s'essouffle facilement. Bon appétit, mais soif exagérée.

9 *août*. 1ʳᵉ analyse : Densité, 1.031, sucre, 62, quantité d'urine, 2.100, soit 130 grammes de sucre.

Bains animés, douche pendant toute la durée de l'immersion, vie au grand air, promenades en voiture, Saint-Victor et. Saint-Mart, alimentation azotée.

19 *août*. 2ᵉ analyse : Densité, 1.022, sucre, 20 grammes, quantité d'urine, 1.500, soit 30 grammes de sucre en vingt-quatre heures.

Les forces reviennent ; une bonne promenade est faite chaque jour sans fatigue ; la soif a disparu, le malade se sent mieux qu'il n'a jamais été, il commence à faire des excursions dans les montagnes.

29 *août*. 3ᵉ analyse : Densité 1.020. sucre, 6 grammes, quantité d'urine, 1.100 grammes, soit 6 grammes et demi par jour.

M. B.., part quelques jours après en parfait état ayant retrouvé les forces musculaires qu'il avait perdues depuis trois ans et espérant récupérer bientôt ses forces génésiques.

Les nouvelles que nous avons reçues dernièrement de ce malade ont confirmé ses espérances, grâce à deux promenades faites chaque jour avant et après son bureau, M. B... a conservé les forces acquises à Royat, le sucre a complétement disparu de son urine et il récupère peu à peu sa puissance virile d'autrefois.

RÉFLEXIONS.

Cette observation et les précédentes caractérisent les effets physiologiques du traitement balnéaire de Royat. Avant toute analyse, dès le sixième ou le septième jour, le malade accuse une amélioration notable. La marche, qui lui était pénible, l'exercice, pour lequel il avait peu d'attrait, lui deviennent presque agréables ; il a commencé par quelques excursions en voiture, il finit par d'assez longues promenades à pied ; il procède ainsi à la destruction du sucre et combat la faiblesse musculaire qui l'accompagne. Les bains à eau vive, en réveillant de leur côté les fonctions de la peau, activent les combustions organiques et tout concourt ainsi à modifier le sujet et à relever ses forces.

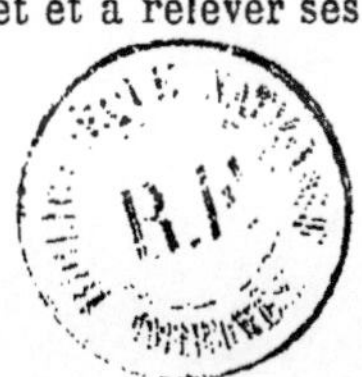

, Aussi le malade n'est-il pas étonné quand, au dixième jour, on lui apprend que de 130 grammes le sucre est tombé à 30 ; encore moins quand, vivant comme tout le monde, jouissant des promenades qui font l'attrait des stations de montagne, il voit, à son départ, ses urines n'avoir plus que 4 à 5 grammes de sucre en vingt-quatre heures.

Contrairement donc à la fatigue qu'occasionne un régime sévère et les alcalins à haute doses, l'amélioration par le régime mixte et les bains à eau courante de Royat précède l'analyse et en fait de bonne heure pressentir les résultats.

Mme M. de Paris, 53 ans, diabétique depuis dix ans, ayant essayé sans succès plusieurs traitements, est adressée à Royat surtout pour y reprendre des forces.

2 *juillet*. 1re analyse : densité, 1.030, sucre, 44, quantité d'urine 2.500, soit 110 grammes de sucre en vingt-quatre heures.

Bain à eau vive, Eugénie et Saint-Mart en boisson, promenades ; vie au grand air.

9 *juillet*. 2e analyse : densité 1.030, sucre 36 grammes, quantité d'urine 2.000, soit 72 grammes de sucre par jour.

Promenades, excursions favorisées par un très beau temps.

23 *juillet*. 3e analyse : densité 1.025, sucre, 30 grammes, quantité d'urine 1.500, soit 45 grammes de sucre.

. La malade constate elle-même une grande amélioration dans son état général et part satisfaite malgré ses 45 grammes de sucre.

Mme N., américaine, 35 ans, femme obèse, marchant assez péniblement, continuellement lasse et fatiguée, est adressée à Royat pour combattre l'anémie qui a été cause de cette obésité précoce.

28 *août*. 1re analyse : densité, 1.020, sucre, 12 gr. 50, quantité d'urine, 2.500 grammes, soit 32 grammes de sucre par jour.

7 *septembre*. 2e analyse : sucre, 5, quantité d'urine, 1.500, soit 7 grammes de sucre en vingt-quatre heures.

Madame a perdu 2 kilos de son poids ; elle a repris l'habitude de marcher, de faire de l'exercice et part dans d'excellentes conditions pour recupérer ses forces et transformer en tissu musculaire les tissus adipo-celluleux qui gênent ses mouvements.

Huit autres observations du même genre pourraient ainsi être citées, mais comme elles ne relèveraient pas de faits nouveaux n i de détails intéressants, et qu'elles arrivent toutes aux mêmes résultats, nous nous contenterons de les porter à l'avoir de la thérapeutique lithinée-arsenicale et des bains de Royat à eau courante ; nous allons les remplacer par une ou deux observations d'une autre altération que nous rencontrons assez fréquemment ici, savoir l'*albuminerie*.

C'est certainement bien plus contre les désordres consécutifs à un état albuminurique prolongé que contre les causes mêmes de cette affection que Royat est conseillé, mais nous n'avons pas moins à enregistrer quelquefois des résultats inespérés et toujours une amélioration notable de l'état général du sujet.

Parmi les plus anémiés, nous rencontrons souvent des diabétiques albuminuriques ; l'albumine accompagne en effet quelquefois le glycose et dans ce cas l'amélioration est moins prompte à se produire et surtout moins accentuée.

Diabétique albuminurique.

M. G., 70 ans, arthritique, ayant eu des accidents rhumatismaux, éprouve, depuis deux ans, un affaiblissement général entretenu par des troubles dyspeptiques. L'exercice de l'enseignement pendant 35 ans a épuisé ce malade dont le cerveau fatigué se congestionne facilement. Monsieur se plaint de sécheresse de la gorge et de soif incessante.

17 *août*. 1re analyse : densité, 1.020, sucre 10 grammes, quantité d'urine, 2.000 grammes, albumine, 0 gr. 50, soit 20 grammes de sucre et 1 gramme d'albumine par jour.

Monsieur qui éprouve une grande fatigue et une propension très marquée au sommeil est soumis aux bains alimentés par une douche constante, eau d'Eugénie et de Saint-Victor, promenades en voiture, vie au grand air.

3 *septembre*. 2e analyse : densité, 1.013, quantité 1.600 grammes, sucre, 1 gramme, albumine, 0 gr. 10, soit 1 gr. 1/2 de sucre et 0 gr. 15 d'albumine en vingt-quatre heures.

La nutrition se fait mieux, les forces se relèvent un peu. Continuation du traitement et amélioration de l'état général à son départ.

Albuminurie.

Mme P., de Rouen, 38 ans. A la suite d'une grossesse ayant donné lieu à trois jumeaux, Madame devient albuminurique. L'analyse constate alors 7 gr. 50 d'albumine par litre ; elle est envoyée à Barèges qui améliore cet état ; mais, à la suite du trai-

temént sulfureux surviennent des troubles du foie et des coliques
hépatiques qui la font diriger l'année suivante sur Vichy. Elle y
fait quatre saisons consécutives, mais elle tombe dans une grande
faiblesse à la suite de la dernière et elle est forcée d'aller passer
son hiver à Bellegrade, dans la vallée du Danube.

Le printemps suivant, retour de l'albumine et anémie consécu-
tive si considérable qu'on l'adresse à Royat où elle arrive le
1er juillet 1884 dans un état de faiblesse et de dépérissement qui
s'accentue de plus en plus chaque jour.

2 *juillet*. 1re analyse : densité, 1.018, albumine, 4 grammes,
quantité d'urine. 800 grammes.

Douches générales dans le bain, vie au grand air, promenades
en voiture, le plus d'exercice possible.

13 *juillet*. 2º analyse : albumine 2 gr. 90.

La malade, abandonnée à elle-même, renonce à la promenade,
reste dans sa chambre, prend irrégulièrement ses douches et,
malgré mes instances, part le 17 juillet.

3e analyse : albumine, 3 gr. 50.

Cette jeune femme seule avec sa fille avait été découragée de
ne pouvoir prendre part aux promenades qu'elle voyait faire aux
autres personnes de son hôtel; elle est donc partie effrayée de
son état ; mais arrivée à la campagne elle retrouve son mari
qui la blâme de ce départ précipité et lui fait suivre ponctuelle-
ment les conseils hygiéniques que je lui avais donnés.

Deuxième saison de 25 jours en 1885. Retour à Rouen avec
une amélioration si notable qu'elle ne revient en 1886 que pour
me faire constater *de visu* les changements opérés dans son état :
voilà plus d'un an en effet que les urines ne présentent plus d'albumine. qu'aucun accident nouveau n'est survenu du côté du
foie et que le relèvement progressif des forces prouve l'éloigne-
ment des causes qui les avaient déprimées.

Nous aurions plusieurs observations de cette nature à vous
citer. Le carbonate de Lithine a pour nous comme pour le
Dr Constantin Paul une influence des plus heureuses sur la
néphrite à son début; il n'est pas de saison que nous retrouvions
dans notre clientèle deux ou trois albuminuriques considérablement amendés par son usage et par le traitement auquel nous
soumettons nos glycosuriques; mais ne voulant pas sortir. du
cadre restreint que nous nous sommes tracé, nous sollicitons
votre indulgence, Messieurs, pour l'intéressante étrangère qui
s'est glissée parmi nos diabétiques.

CONCLUSIONS.

Les réflexions qui accompagnent notre sixième observation vous ont montré quelles étaient nos conclusions avant la communication de M. Martineau :

L'alcalinité de nos eaux qui est cependant représentée par 3 gr. 50 de carbonate de soude, de potasse ou de chaux, n'occupait alors que le second rang : l'excitation cutanée de nos bains, la vie au grand air, les promenades dans les montagnes, en entraînant la destruction du sucre musculaire, en diminuant cette déshydratation des tissus organiques, qui est regardée par les physiologistes comme la principale cause de la fatigue extrême qu'éprouve ces malades, étaient pour nous les agents les plus actifs de leur cure.

La circulation cutanée ainsi assurée, le fer et l'arsenic venaient alors se joindre à l'oxygène de l'air pour activer les fonctions de combustion et favoriser l'hématose. C'était le traitement du diabète par l'entraînement et les toniques, le plus rationnel de tous, celui de Bouchardat, Lecorché, Bouchard et autres qui ont soin de joindre aux alcalins tout ce qui peut les aider à éliminer le sucre des tissus et s'opposer à la desassimilation de leur substance azotée.

Mais devant les cures surprenantes de notre distingué collègue, nous ne devons pas faire fi d'une minéralisation en si parfait rapport avec sa thérapeutique. Les eaux de Royat sont, sans contredit, celles qui se rapprochent le plus de la solution expérimentée. En effet, à côté des 3 gr. 50 de sels alcalins nous y trouvons 20 milligrammes d'arséniate de soude et 35 de carbonate de lithine, en un mot, la réunion des différents principes qui ont été employés avec le plus de succès dans le traitement du Diabète et puisque notre pratique est venue sanctionner la théorie de M. le Dr Martineau avant même de la connaître nous devons rendre à la lithine et à l'arsenic la part qui leur revient dans les quinze observations que nous venons de recueillir.

Merci donc à notre collègue d'avoir ouvert un nouvel horizon à une thérapeutique jusqu'alors si obscure, si limitée et si infidèle. Quels que soient les résultats qu'obtiendront ceux qui voudront bien le suivre dans cette voie nous sommes convaincus qu'ils seront plus encourageants que beaucoup d'autres. Cette nouvelle médication me paraît en effet répondre aux deux indications principales de l'hyperglycémie: favoriser l'élimination du sucre par la lithine, le plus puissant des alcalins, et augmenter les fonctions de combustion par l'arsenic. Artificiellement combinés ces deux sels ont admirablement réussi entre les mains de notre confrère pourquoi douter de leur efficacité quand ils se rencontrent réunis par la nature dans une source minérale? Si cette médication, n'est donc pas toujours aussi heureuse dans ses effets elle conservera au moins, sur quelques autres, l'avantage de n'altérer ni la santé ni les forces de ceux qui voudront bien s'y soumettre.

13390. — PARIS. IMPRIMERIE F. LEVÉ, RUE CASSETTE, 17.

DU MÊME

De la chlorose et de son traitement rationel.

De la découverte de la lithine dans les eaux minérales d'Auvergne (mémoire présenté à l'Académie, 1875).

Des Eaux alcalines lithinées de Royat dans les manifestations arthritiques et de ses bains à eau vive dans les affections chloro anémiques et nerveuses

Traité des Eaux minérales d'Auvergne. Le Mont-Dore — La Bourboule — Royat — Châtelguyon — Saint-Nectaire — Châteauneuf — Chaudesaigues, etc. (2e édition).

Précis des Eaux de Royat (1884).

La Douche froide des pieds, son action physiologique et ses applications ; résultats de dix huit années de pratique (1885).

De l'Angine granuleuse arthritique, ses caractères et son traitement (1886).

PARIS. — IMPRIMERIE F. LEVÉ, RUE CASSETTE, 17.

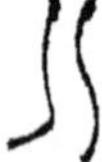

www.ingramcontent.com/pod-product-compliance
Ingram Content Group UK Ltd.
Pitfield, Milton Keynes, MK11 3LW, UK
UKHW021639130726
13696UKWH00005B/2290